RECHERCHES NOUVELLES

SUR LES

MALADIES DU CŒUR

PROPORTIONNALITÉ DES ORIFICES

BRUIT MAT — BRUIT DE GALOP

Par le Dr L'HUILLIER

ANCIEN INTERNE DE LA FACULTÉ DE MÉDECINE DE STRASBOURG
LAURÉAT DE L'UNIVERSITÉ
EX-MÉDECIN DE L'INSTITUT J. MAGOT (HOSPICE DES VIEILLARDS A PONT-A-MOUSSON)
MEMBRE DE PLUSIEURS SOCIÉTÉS SAVANTES NATIONALES ET ÉTRANGÈRES

NANCY
IMPRIMERIE BERGER-LEVRAULT ET Cie.
11, rue Jean-Lamour, 11

1886

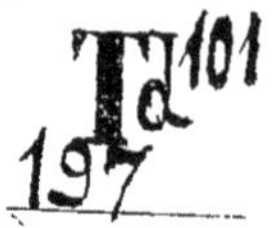

RECHERCHES NOUVELLES

SUR LES

MALADIES DU CŒUR

PROPORTIONNALITÉ DES ORIFICES

BRUIT MAT — BRUIT DE GALOP

Par le Dr L'HUILLIER

ANCIEN INTERNE DE LA FACULTÉ DE MÉDECINE DE STRASBOURG
LAURÉAT DE L'UNIVERSITÉ
EX-MÉDECIN DE L'INSTITUT J. MAGOT (HOSPICE DES VIEILLARDS A PONT-A-MOUSSON)
MEMBRE DE PLUSIEURS SOCIÉTÉS SAVANTES NATIONALES ET ÉTRANGÈRES

NANCY
IMPRIMERIE BERGER-LEVRAULT ET Cie.
11, rue Jean-Lamour, 11

1886

AVANT-PROPOS

Toute science a son point fixe, immuable, qui l'empêche, au milieu de ses fluctuations incessantes, de sortir de son orbe et de se perdre. Jamais, à aucune époque, l'imagination n'a eu tant de hardiesses qu'aujourd'hui et, n'étaient les brillantes applications pratiques qui surgissent, cette faculté dominerait en maîtresse souveraine. La médecine, qui est à la fois une science et un art, une doctrine et une application positive, une synthèse et une analyse de plus en plus fiévreuse, a besoin, plus qu'aucune autre, d'un centre invariable qui la maintienne et la dirige. Ce centre, c'est le cœur, lorsqu'il sera mieux connu et lorsque l'on aura élevé cette connaissance à la hauteur d'un principe. C'est de lui que partiront les destinées de la science médicale pour aller à son achèvement, à sa perfection.

Le cœur est l'organe à part, l'organe choisi, vital par excellence, le nœud des liens du physique et du moral. Il est le premier-né dans la formation de l'organisme : le *punctum saliens*, le dernier survivant ou l'*ultimum moriens*. Les yeux sont-ils éteints, le cerveau impuissant, la langue collée au palais, les membres inertes et glacés, que le cœur, par des battements sourds et frappés lentement, proteste seul contre l'anéantissement fatal. C'est qu'il est en quelque sorte le foyer de la vie. Par ses élancements, il touche à chaque point du corps; il rayonne de toutes parts, et c'est vers lui que tout converge et se précipite; il est à la fois un moteur et un revivificateur. Pour marquer son excellence et sa suprématie, le Créateur lui a donné une voix, une harmonie qui est comme le langage de l'âme, langage qui en traduit les joies et les tristesses. Le cœur et l'âme sont étroitement unis ensemble, à tel point que l'on dirait que l'âme a son siège dans le cœur et que c'est par le cœur qu'elle agit sur la substance cérébrale qui n'est en somme que sa servante. Le cœur et le cerveau, dans leur intimité, gouvernent ainsi tout l'organisme; tout ce qui vient du moral et tout ce qui vient du physique sont sous leur dépendance.

C'est de cette étude plus large, plus développée, plus profonde, plus doctrinale que la science médicale tirera son autonomie véritable avec une réviviscence entière.

C'est ainsi que, dans le dernier siècle, le monde chrétien, si affadi déjà par l'orgueil et le scepticisme et sentant la vie s'écouler de lui comme d'un homme exsangue, il lui fut offert, pour renaître, le cœur d'un Dieu, le cœur, organe d'amour et d'harmonie, le tout de l'homme, ou plutôt l'homme lui-même.

RECHERCHES NOUVELLES

SUR LES

MALADIES DU CŒUR

I.

Que les deux orifices du cœur gauche soient reliés entre eux, dans l'état de santé, par des rapports de concordance mathématique, cela paraîtra non seulement vraisemblable, mais encore rationnel et nécessaire. Et, cependant, cette question n'a jamais été ni discutée ni affirmée d'une manière bien ouverte. Elle était implicitement renfermée dans les doctrines médicales sans prendre une forme palpable, si l'on peut s'exprimer ainsi. C'est que les renseignements manquaient ; on n'avait rien de ce qui peut lui donner un corps que des suppositions légitimes. On n'en voyait pas les applications à la pathologie, et dès lors elle restait comme à l'état latent.

L'ayant déjà indiquée[1], cette question, il y a quelque temps, nous venons essayer de la mettre plus en lumière et de lui apporter de nouveaux témoignages qui intéressent souverainement la pratique médicale.

M. le Dr Luton[2], exposant le mécanisme de la circulation du sang, s'exprime ainsi : « Toutefois, il est certain que l'exercice régulier des fonctions du cœur veut que la contraction du cœur s'exerce sur une masse de sang définie et en rapport avec la capacité de ce réservoir et avec la fréquence de ses mouve-

1. *Étude sur l'auscultation du cœur*, p. 15. — *Application des lois de l'acoustique à l'étude des maladies du cœur* (Berger-Levrault et Cie), p. 31.

2. *Nouveau Dictionnaire*, t. VII, p. 654, art. *Circulation.*

ments. » Et plus loin : « L'orifice artériel seul est libre et est proportionné de telle sorte que le sang le traverse en un instant et sans rencontrer le moindre obstacle dans l'état normal. »

Ainsi, voilà le fait établi sans conteste : il y a un rapport, une convenance, une proportion entre l'ondée sanguine, la cavité qui la renferme et l'orifice qui lui ouvre une porte de sortie. Il n'en pouvait être autrement, et lorsque cette convenance ne se réalise pas absolument bien, le cœur doit, par une conséquence toute logique, être exposé à souffrir. Déjà nous avions donné à cette assertion une formule mathématique qui devait lui assurer un nouveau caractère d'évidence. Le même rapport qui existe entre l'aire respective des deux orifices doit se retrouver aussi dans les notes musicales qui s'y produisent, ce qui est en effet. De là un moyen facile de reconnaître la déviation de ces rapports, suite incontestée d'une altération organique.

Nous l'avons déjà dit et il n'est peut-être pas inutile de le répéter : le cœur donne des notes de musique qui forment entre elles des tierces, des secondes majeures, des quartes et des quintes, il y a des bémols et des dièses, et cela sur une très courte échelle, de *do* à *si*, dans la gamme naturelle d'*ut*. La tierce donne au cœur le mouvement le plus facile, le plus doux, et la tierce de *sol* à *si* paraît être la tierce physiologique ; la tierce, de la bonne santé, mais si rare dans les cœurs, surtout à un certain âge, où on ne la constate plus ou à peine.

Il en est autrement de la quinte. Conséquence d'une longue suite de heurts, et d'affections successives, dues à mille causes parmi lesquelles le moral joue un grand rôle, la quinte, disons-nous, constitue un véritable état pathologique qu'il est nécessaire de constater et d'apprécier. Il produit en effet un état de gêne, d'oppression, de souffrances dont on se plaint sans que le médecin en sache le pourquoi, et ce n'est que grâce à certains mots : l'état nerveux, les palpitations, qu'il en vient à se tirer d'affaire. Son excuse est légitime, l'état actuel de la science ne lui permettant pas de voir clair dans cette circonstance. Ajoutons aussi que cet état vient rarement d'emblée, comme viendrait une poussée rhumatismale, il est le fait d'une altération lente dans la conformation des orifices du cœur, et lorsqu'il existe, c'est à une époque déjà éloignée qu'il faut rattacher les débuts de la maladie de cet organe.

Pourquoi, pendant ses détériorations successives, le cœur conserve-t-il toujours, les valvules restant saines, son caractère musical? Nous l'ignorons; c'est sans doute, oserons-nous dire, en vertu de cette loi d'hydraulique décrite par M. Luton, et en vertu de ses nécessités. D'une manière ou d'une autre, il faut que la circulation s'effectue et cela avec un certain genre d'harmonie. On sait bien d'ailleurs que, dans l'asystolie, il n'y a plus ni rythme, ni mesure, mais alors les valvules dégénérées ne donnent plus que des bruits. Cette affection du cœur, — car c'est véritablement une affection qui devient permanente, bien qu'on puisse signaler quelquefois sa disparition, — offre des signes généraux qui aideront à la reconnaître ou à la soupçonner. C'est ce qui donne à cette étude une utilité pratique à la portée de tous les observateurs.

Le patient a bonne physionomie, il dort bien et ne sent pas son cœur la nuit, à moins d'un réveil trop brusque ou d'un mouvement trop vif, qui déterminent une angoisse pénible avec de l'oppression sous-sternale. Pareillement pendant le jour, il n'éprouve rien au cœur s'il est tranquille, s'il est assis, s'il marche lentement ou du moins sans précipitation. Il a bon appétit et digère bien, en un mot toutes les apparences d'une santé irréprochable. Mais s'il s'émeut, s'il parle avec vivacité ou longtemps, s'il court, s'il monte des escaliers ou une pente assez raide, l'inhalation survient de plus en plus forte jusqu'au point de le faire s'arrêter; son cœur le gêne, il lui paraît comme comprimé, obstrué, rempli avec une sensation qui insensiblement devient de la douleur. Une minute de repos et tout cela disparaît.

Interrogez cet homme : peut-être pourra-t-il faire remonter son oppression à une date très éloignée; il dira qu'il est rhumatisant ou herpétique, qu'il a des bronchites fréquentes, que ses jambes sont légèrement enflées sur la crête du tibia, surtout la droite, mais qu'il n'a jamais eu de palpitations, que son cœur est indemne, et que tout vient de l'état nerveux ou d'un asthme commençant.

Telle est l'esquisse rapide de l'état pathologique d'un malade dont les orifices mitral et aortique ne sont pas entre eux dans une proportion suffisamment physiologique, mais s'en écartent trop. Avec cet état, la santé n'est pas incompatible, c'est vrai, mais au prix de quelles conditions et quand on les connaît ces conditions, quel bénéfice !

Maintenant si l'on ausculte le cœur avec une exactitude sans reproche, il n'y a presque rien à remarquer : absence de souffle, battements doux quelquefois bien frappés, le premier un peu sourd, le second trop au-dessus, voilà tout. Il est vrai qu'on aura pu percevoir une intermittence ou un sursaut, mais effet d'émotivité peut-être.

Eh bien, ce bruit sourd et ce bruit beaucoup plus clair ont ici une importance considérable pour le diagnostic. Ce sont les seuls signes d'un mal dû à la chronicité morbide et contre lequel, jusqu'à présent, la thérapeutique reste sans effet. Ces bruits étudiés dans leur sonorité musicale représentent une quinte mineure, par exemple de *mi* à *si* bémol ; la note mitrale est descendue de trois notes, son orifice, ou l'orifice qui la produit, s'est modifié dans le même sens, plus large et dilaté ; la note aortique, abaissée d'une demi-note seulement, montre que son orifice est resté à peu près le même. Le sang entre plus abondamment dans le ventricule et, pour en sortir, il trouve un passage moins bien adapté à sa masse ; cependant il s'y accommode. Dans l'état de repos et avec une contraction tranquille et uniforme, l'ondée sanguine passe, s'allonge et se file sans se faire sentir. Mais qu'il survienne une précipitation, un heurt quelconque, le cœur se trouble, se vide mal et donne une sensation de gêne et de constriction douloureuse, de plénitude extrême qui appelle le repos et le besoin de grandes inspirations. Une cause de gêne encore, c'est la susceptibilité de l'état nerveux et de la contractilité musculaire propres à un organe depuis longtemps affecté.

N'oublions pas non plus cette bavure qui, pendant la systole, s'échappe insensiblement sur la voûte mitrale, s'accumule sans cesse, devient à la longue cause d'un œdème quelconque et par sa surcharge rend parfois le pouls intermittent. Action trop méconnue qui, par une série d'infiniment petits surajoutés sans cesse, arrive à produire une masse énorme.

Maintenant ajoutons quelques faits d'une évidence réelle.

Observation I.

Homme de 58 ans, sujet à des douleurs rhumatismales légères; oppression et gêne dans la région cardiaque depuis longtemps, mais seulement quand il marche vite, monte ou fait quelques efforts. Arrivé au haut d'un escalier, le 2e par exemple, il lui faut s'arrêter et reprendre sa respiration, il s'enrhume pour rien et pour longtemps. Il a bon sommeil et appétit.

Voici son état le 12 avril 1881. Un peu d'exagération du bruit respiratoire à la base des poumons, plus à gauche qu'à droite. La matité cardiaque dépasse la normale; elle se prolonge un peu en bas; il n'y a pas de mouvements insolites perçus à la palpation. Le cœur droit donne quelques bruits lointains. Au cœur gauche : absence de souffle, les bruits paraissent naturels, et cependant ils sont changés. Voici leur formule musicale

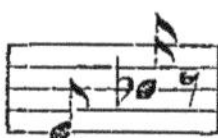

qui donne une quinte, l'orifice mitral s'est élargi; l'autre est resté à peu près le même [1].

Pour nous, outre l'état d'hypertrophie, la difficulté d'une circulation irrégulière vient surtout de l'absence de proportionnalité des orifices. Nous lui conseillons des moyens hygiéniques et des précautions.

Au mois d'août 1883, nous l'auscultons à nouveau : le *mi* tend à descendre ainsi que la note aortique, elles ont perdu de leur justesse. Huit mois après, nous constatons une formule nouvelle qui est toujours la quinte :

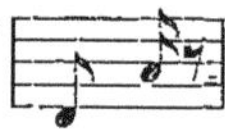

Il prétend avoir moins de difficulté de monter des escaliers.

Au mois de décembre 1884, la note aortique est encore descendue en prenant le caractère que nous indiquons :

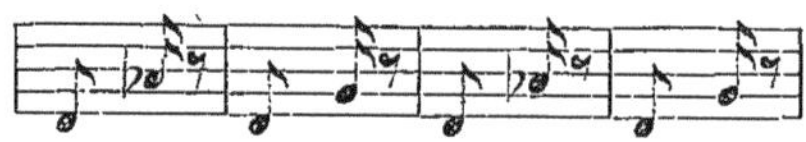

Enfin les notes restant les mêmes, sauf la première qui devient plus sourde, on peut percevoir, deux mois après, un léger bruit d'accroc

[1] Qu'on veuille bien se rappeler que nous n'indiquons les soupirs que pour la forme. Il faudrait faire pour chacun d'eux un calcul à part et très difficile.

pendant la fermeture de la valvule mitrale, et parfois, si le malade s'émeut, un peu de souffle doux déjà constaté par son médecin traitant. Il avoue encore qu'il monte plus facilement, à la condition que la montée ne soit pas longue. Remarquons cette amélioration légère coïncidant avec l'abaissement de la note aortique, quoiqu'il y ait un degré de plus dans la maladie accusé par une sonorité plus grave; la valvule mitrale s'altère davantage.

OBSERVATION II.

X., 36 ans, belle constitution, rhumatisme une seule fois il y a dix ans. S'occupe beaucoup, affaires pressées, courses fatigantes, en un mot excès d'activité, grandes dépenses de forces.

Il tousse assez souvent, éprouve sous les fausses côtes droites des douleurs assez persistantes; le sommeil est quelquefois troublé par un sentiment d'oppression pénible et qui l'inquiète. Pas grand appétit.

Auscultation : en arrière bruit respiratoire renflé dans les deux tiers inférieurs des deux poumons en arrière, normal en avant et sous les clavicules. Le cœur droit silencieux; la sonorité du cœur gauche entendue dans un grand rayon. La note mitrale est sourde et bruyante, un *ré;* la note aortique n'est pas franche, elle donne parfois des sons harmoniques, c'est un *sol :*

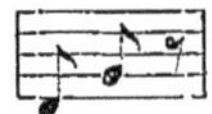

Nous avons ici non pas une quinte mais une quarte; la proportionnalité des orifices s'écarte déjà de la normale; cet écart se trouve encore compliqué d'une lésion des valvules, et d'une dilatation du cœur gauche, dilatation annoncée par un excès de matité dans le sens de la largeur, par l'étendue de la sonorité, la stase sanguine dans les deux poumons et une lenteur, une petitesse du pouls disproportionnée avec la carrure et l'activité de cet homme. Bien que cette disproportionnalité entre les orifices ne puisse, à la rigueur, expliquer toute la maladie, elle en est néanmoins un des éléments principaux.

Cette observation démontre avec la plus grande évidence le degré de justesse que l'on peut atteindre dans le diagnostic des maladies du cœur par l'étude des notes qu'il fournit. Cette étude d'ailleurs est une sorte de gymnastique donnant à l'oreille une finesse toute spéciale. On ne saurait trop le redire. M. Ozanam, dans son ouvrage sur les pouls, se plaignait qu'on ne l'étudiât plus avec le même soin et la même perspicacité ; n'en sera-t-il pas bientôt de même de l'auscultation ? On semblerait depuis quelque temps la tenir en une sorte de suspicion injuste. Pourquoi ? Les progrès de la science de guérir seraient-ils donc trop rapides ?

Donnons encore ce fait qui ne manque pas d'éloquence.

Observation III.

M. X., professeur dans un lycée, constitution un peu grêle, tempérament nerveux, 35 ans, souffre du cœur depuis quelque temps. Il se plaint à peu près comme les précédents ; a l'habitude de marcher vite et se trouve aussitôt essoufflé. On lui a dit qu'il avait un rétrécissement, et son système veineux offre un développement exagéré. Langue chargée, visage comme les anémiques, douleur à l'épigastre (foie ?), pouls à petit calibre et mou.

Le bruit respiratoire est considérablement exagéré sous les omoplates.

La pointe du cœur se fait sentir à la main mais sans vibrations. Le cœur droit ne donne pas ses bruits. La note mitrale est un *ré,* parfois éclatant et parcheminé ; l'orifice aortique donne un *la* alternativement naturel ou bémolisé ; il s'entend à droite et en haut du sternum, et dans le lointain devient très clair et maigre, bien qu'assez ample au lieu d'origine.

C'est tout ce que le cœur offre à l'auscultation. Faut-il appeler cela un rétrécissement ? Nous ne le croyons pas, puisque les deux orifices par leurs notes indiquent une augmentation d'aire. Y a-t-il une lésion profonde et cachée ? Cela serait encore possible et s'expliquerait par la répercussion lointaine des bruits sigmoïdiens ; le développement des veines tiendrait-il à cette lésion profonde ? Sans doute, mais il peut encore être occasionné, outre le manque de proportionnalité orificielle, par le caractère du malade qui multiplie ses mouvements au delà de toute nature. On ne le sait que trop, on surmène son cœur comme on surmène le corps, d'autant plus qu'une quantité d'épines viennent s'y loger tour à tour. Mais, quoi qu'il en soit, ici, à défaut d'un signe positif quelconque, nous avons un motif de créance valable : le trouble de la sonorité physiologique ; c'est un guide en face des péripéties à craindre.

Ne semblerait-il pas que le médecin en face d'un cardiaque doive se trouver mal à l'aise tant qu'il n'a pas étudié, défini exactement l'état de son cœur, dans ses altérations diverses, ses rapports avec les gros vaisseaux et les organes voisins, dans toutes ses défectuosités même les plus minimes, avec cette précision nécessaire qui semblerait faire croire, pour nous servir d'une expression de Dessault, que l'enveloppe costale soit parfaitement translucide? Eh bien, il n'en est pas ainsi, et nous le jugeons non pas par ce qui se fait, mais par ce qui s'écrit et se propage.

N'a-t-on pas avancé, sans réticence, que dans certaines anémies, le cœur subissait d'emblée une sorte de fonte purulente ? L'endocardite ulcéreuse ne paraît-elle pas encore un produit spontané d'une évolution morbide sans antécédents plus ou moins éloignés? C'est une exagération. On admet trop facilement que, malgré les apparences d'une bonne santé, il ne puisse exister un champ préparé à toutes les germinations morbides. Est-ce que, dans les quelques faits que nous venons de citer, cette préparation n'existe pas depuis un laps de temps presque déterminé avec justesse ? Supposez chez l'un de ces hommes un accident grave, une suppuration inattendue, et connaissant l'état de leur cœur, vous ne serez pas étonnés de ce qui y surviendra de fâcheux, ce sera une évolution naturelle du processus pathogénique. Oui, nous le répétons encore, le médecin doit se trouver mal à l'aise en face d'une maladie du cœur, tant à cause de la nécessité d'une étude qui embrasse tout, qu'en raison des surprises douloureuses auxquelles il est exposé. Des affirmations trop positives dans certains cas sont une imprudence et il est mieux de les remplacer par une sage réserve, toute affirmation devant avoir toujours une valeur mathématique. « Il ne faut pas vous transformer en un stéthoscope, disait le professeur Jaccoud dans une brillante leçon sur l'endocardite [1], et faire abstraction de votre jugement médical. L'absence du souffle n'exclut pas du tout la lésion valvulaire, pas plus que l'existence d'un souffle n'implique cette lésion. » Cela est

1. *Semaine médicale*, 1886.

fort bien dit et vient justement à propos. C'est que ce mécanisme auscultatoire est bien imparfait et, malgré son insuffisance notoire, il reste encore si prétentieux à tout déviner et régir, se donnant un brevet d'infaillibilité, malgré les surprises qui viennent de temps à autre le mettre en défaut. Que pouvez-vous affirmer maintenant, alors qu'il est prouvé que le cœur est un organe musical, qui chante ou qui gémit, qui a ses dièses et bémols, ses secondes majeures, ses tierces et ses quintes, des notes justes et des notes fausses, des bruits hydrauliques et solidiens ? Vous donnez à la maladie l'âge de six mois quand il y a six ans qu'elle existe ; comment pouvez-vous établir le positivisme d'une science ou plutôt d'une connaissance dont vous rejetez la partie principale et les phénomènes les plus vivants ? Aussi la plupart des médecins n'écoutent-ils plus le cœur, une ou deux fois tout au plus en manière d'acquit, puis on passe, et quand on vient à comparer les différents jugements des uns ou des autres, on est stupéfait de leurs contradictions, c'est comme à la tour de Babel. Nous concevons vraiment que l'on tienne à n'en plus parler et que l'on se détourne d'un sujet aussi ingrat.

Mais non, qu'il n'en soit pas ainsi, revenons à ce que la science des maladies du cœur porte dans son fond intime d'essence positive et naturelle, et, au lieu de nous faire stéthoscope, devenons un peu musiciens. Faisons de la physiologie pathologique et, puisque les lois de l'acoustique nous y aident puissamment, ne dédaignons pas leurs services.

II.

Dans notre petit opuscule sur les signes de l'anévrisme de l'aorte, à la page 32, nous indiquions comme signe prémonitoire la note sigmoïde avec un timbre sec, mat, un peu lugubre et dont nous essayions de donner le mode de formation. Eh bien, ce bruit nous l'avons recherché, poursuivi dans son développement avec la plus grande attention, vu naître sur place et insensiblement se propager jusqu'à l'ombilic, et s'il n'est pas le signe de l'anévrisme futur, il est sans conteste le signe de l'aortite commençante. Qu'indique-t-il en somme ? Plus de compacité dans les tissus et moins d'élasticité, par conséquent une altération quelconque de la fibre organique.

Mais il est nécessaire ici d'établir une sorte de discussion pour dissiper les difficultés inhérentes au sujet. Un membre de la Société médico-chirurgicale de l'ouest de Londres [1] signale à cette société la fréquence de la dilatation du cœur droit pendant la puberté, dilatation qui, d'après lui, a pour signe auscultatoire une accentuation du second bruit pulmonaire. Cela est bien vrai dans la majorité des cas, et depuis longtemps déjà nous avons signalé ce fait, surtout dans l'anémie féminine. Cependant cette accentuation qui finit, sous les progrès de la maladie, par devenir le bruit mat en question, n'est pas aussi facile à déterminer qu'on pourrait le croire. Elle peut appartenir aussi aux valvules aortiques ; car, bien que celles-ci à l'état physiologique aient moins d'aire que leurs analogues, elles donnent, sous le fait de circonstances connues, une même sonorité, et dans certains cas la différenciation en serait presque impossible. Il arrive ces diverses alternatives : on entend seulement le bruit tricuspidien et le bruit aortique ; ou l'on ne perçoit que ce dernier ; ou le bruit pulmonaire seul ; ou les deux bruits du cœur droit et le bruit aortique ; ou l'on entend les quatre bruits ensemble, et les deux bruits des deux artères sont à peu près omophones, etc., etc. Quel moyen de lever la difficulté et de mettre chaque chose à sa place ? Ne pensez-vous pas que l'annotation musicale si dédaignée et qui doit être le complément de toute étude sur le cœur, ne puisse être d'un grand secours? Mais, sans aller jusque-là, nous vous signalerons un moyen : le bruit pulmonaire ne change pas beaucoup de place, il reste où il est né, à quelque différence près ; le bruit aortique au contraire s'élève vers la crosse de l'aorte et suit son trajet insensiblement et de jour en jour en descendant jusqu'à quelques travers de doigt au-dessus de l'ombilic ; il peut se transmettre dans les gros vaisseaux et les carotides, ce que ne fait pas l'autre pour les raisons anatomiques que l'on sait. Voilà les circonstances à examiner dans l'étude du fait présenté par le confrère londonien. Cela posé, entrons dans les détails nécessaires.

---

1. *Semaine médicale*, 4 mai 1886.

Observation IV.

Une religieuse, institutrice de 24 ans, tourmentée des examens à subir, vient se plaindre en août 1884 d'un malaise général avec douleur à l'épigastre. La peau est chaude, la langue jaune et râpeuse, le visage d'une pâleur de cire, le pouls fréquent et serré. Souffle strident dans la carotide droite.

Un examen attentif ne fait rien reconnaître qu'un bruit anormal au cœur droit : bruit qui ressemblait à un coup de baguette sur un de ces petits tambours en parchemin desséché et ridé. Il était facile de rapporter ce bruit au cœur droit : par son siège d'abord, ensuite par l'étude des trois autres notes qui l'accompagnaient.

Évidemment, pour produire cette sonorité, il faut que des modifications toutes spéciales soient survenues dans la trame organique non seulement des valvules, mais encore de l'artère qui les renferme.

Cette malade se mit à l'usage du lait et revint à peu près guérie un mois après.

Autre exemple du bruit aortique mat.

Observation V.

M. C., à Saint-Dié, 32 ans, maigre, yeux fatigués, bouffis, gencives ternes, pâleur du visage, malade depuis deux ans. D'abord un peu de gastralgie, puis la fièvre muqueuse. Ensuite des douleurs d'entrailles persistantes à l'épigastre, puis dans la région ombilicale. A la longue, ces douleurs deviennent mobiles, irrégulières et s'accompagnent de rhumatismes musculaires. Il consulte beaucoup et vient demander nos conseils le 14 septembre 1885.

Le pouls est d'une petitesse extrême, langue un peu chargée. Ni toux, ni crachats; respiration passable. Rien à noter dans la cavité abdominale qu'un peu de ballonnement à l'épigastre; urines rares.

A l'auscultation du cœur : à côté du sternum, à droite et en haut, bruits du cœur droit courts et secs, entendus dans un grand rayon; ils descendent sous le sternum, se mélangeant avec la seconde note du cœur gauche qui est mate et à timbre ligneux; ils se prolongent ainsi jusqu'à l'appendice xiphoïde où ils ont le plus d'intensité et une sorte de tumulte [1]; le bruit mat descend un peu plus bas seul et cesse brusque-

1. Plus attentif, nous eussions perçu là peut-être un bruit de galop sur lequel nous reviendrons plus loin.

ment. En remontant l'oreille à gauche et en haut, on perçoit les bruits du cœur gauche seuls sans mélange et dans un espace assez restreint. Le jeu de la valvule mitrale est rude, raboteux, sorte de froufrou sec et rapide, suivi du son mat et un peu faible en ce point de la valvule aortique déjà désigné. Pas de souffle. Propagation dans la carotide droite de la sonorité du cœur gauche, mais pas constante.

Évidemment, nous avions ici des signes certains d'une affection des centres circulatoires. Qu'elle ait été primitive ou secondaire, nous ne pouvons le dire, les cardiopathies sont facilement méconnues à leur naissance; mais, quoi qu'il en soit, en employant notre procédé, on évitera bien des mécomptes et l'on restera supérieur, presque toujours, à toutes les difficultés. Les notes du cœur droit sont de haut en bas, celles du cœur gauche de bas en haut, voilà déjà une distinction qu'il est facile de faire; ensuite l'annotation musicale permet de désigner chaque note et de lui donner son nom et sa place dans les cas où la confusion est possible, ainsi, par exemple, dans cette sorte de tumulte qui existait à la pointe du cœur.

Le 17 février suivant, le malade était à peu près guéri; il avait une bonne mine, un bon teint, les yeux vifs, le pouls assez rempli et pesait 12 livres de plus depuis quelques semaines. L'oreille pouvait en même temps percevoir des bruits plus doux et moelleux, et un effacement marqué dans le timbre du frappement de la valvule aortique. Cependant nous n'admettions pas encore dans notre for intérieur une guérison complète, celle-ci devant être surtout l'œuvre du temps.

Voici quelle était, au 14 septembre, l'expression musicale de ce fait de pathologie cardiaque :

Cœur droit. Cœur gauche.

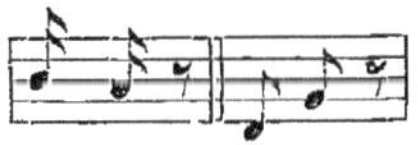

On voit que les notes aortiques et pulmonaires sont assez proches l'une de l'autre pour pouvoir être confondues, et qu'elles peuvent être prises l'une pour l'autre si on ne les annote pas. On peut aussi considérer que les notes de droite n'ont pas la même longueur que celles de gauche, nous ne désignons cette différence que par à peu près, mais le fait n'en est pas moins certain; le silence du cœur droit est donc ici un peu plus long que celui de l'autre.

III.

A ce propos, nous trouvons dans nos observations un cas remarquable de la différence dans l'énergie des deux cœurs; la voici telle que nous l'avons notée en passant.

Observation VI.

M. X., valet de chambre, 42 ans, taille élevée, teint jaune, hémorrhoïdaire; annexé, d'où mélancolie, tristesses constantes, un peu de *tædium vitæ*. Bruits du cœur droit : faibles et languissants; bruits du cœur gauche : frappés avec assez de force et de netteté; matité cardiaque assez prononcée, surtout sous le sternum.

La différence de forces peut donc exister entre les deux ventricules comme leur non-simultanéité d'action. Ceci nous ramène à une question fort intéressante dont se sont beaucoup occupés, depuis quelque temps, les physiologistes et les cliniciens; nous voulons parler du bruit de galop. Dans les périodes ultimes des maladies du cœur, alors que cet organe est fortement détérioré, on peut facilement quelquefois rencontrer ce bruit, mais qu'il se présente dans un début de maladie, voilà ce qui est plus extraordinaire et tout à fait digne d'attention; nous avons eu la chance, que nous ne cherchions pas, de soigner un cas de ce genre. Voici l'histoire.

Observation VII.

M. B., à S., 32 ans, fort, de belle constitution et très actif, consulte le 15 avril 1885. Depuis deux mois, gêne et chaleur dans la région cardiaque, troubles vagues mal définis, entre autres un réveil subit pendant la nuit, par une palpitation courte mais fatigante. Il a de l'appétit et continue son travail des champs. Il y a 6 ans, douleurs pongitives constantes avec un bruit de cuir neuf, dans un espace assez restreint vers le milieu antérieur de la 8e côte. Cette douleur dure plusieurs mois et ne cède qu'à l'application de pointes de feu.

État actuel : Les bruits respiratoires normaux. A la région du cœur, un peu de mouvement vibratoire profond, légèrement senti; près du rebord sternal gauche et sans le dépasser, dans un espace se dirigeant obliquement en bas, les deux notes du cœur droit sont très distinctes, frappées avec force et avec un timbre vibrant, plein d'éclat; elles ont leur rythme accoutumé, la première plus haute, la deuxième plus grave; elles sont abaissées d'un ton, ce qui est rare.

Cœur droit.

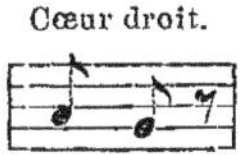

En reportant l'oreille plus à gauche et en bas, on entend une confusion de notes comme à l'observation précédente; ce sont celles de gauche qui apparaissent un peu mélangées en ce point et qui deviennent d'une netteté remarquable au fur et à mesure que l'on porte l'oreille de bas en haut vers la base du cœur gauche; elles ont quelque chose de strident. Alors en ce point on perçoit trois notes et, celles du cœur gauche étant notées, il se trouve que la troisième entendue dans la même révolution cardiaque est la seconde du cœur droit : le *sol* déjà entendu.

Cœur droit. Cœur gauche. Bruit de galop.

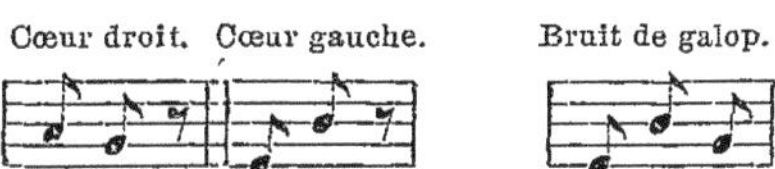

Ce qui donne un véritable bruit de galop que le malade lui-même croit percevoir lorsqu'il est éveillé brusquement. Qu'est-ce que le bruit de galop? C'est un composé de trois temps pour une unité d'action, trois temps formant chacun, le premier un bruit sourd, le deuxième un bruit clair et le troisième un bruit moins clair, plus ou moins. Ce qui se trouve réalisé parfaitement par l'audition des notes du cœur gauche suivies de la note pulmonaire. Tel est un des types du bruit de galop cardiaque; qu'il y en ait d'autres, cela ne fait pas question, il arrivera toutes les fois qu'un bruit quelconque dans le mouvement systolique surgira par une cause ou par une autre avant la chute de ce mouvement.

Ici s'élève une question : la simultanéité d'action des deux cœurs peut-elle faire défaillance?

Pourquoi pas dès lors qu'ils ont chacun un appareil musculaire indépendant? A cela ajoutez les faits de maladie, une myocardite rhumatismale avec spasmes, état choréique peut-être, auquel vous ne pouvez refuser une influence perturbatrice sur la contractilité des deux muscles, car enfin ce n'est pas de la physiologie que nous vous apportons, c'est de la pathologie et la plus rare qui se puisse rencontrer. M. Chauveau, au congrès de Grenoble, n'a-t-il pas dit que rigoureusement le fonctionnement des deux cœurs en synchronisme n'est pas exact? Le ventricule droit commence plus tôt sa systole ; dans le cas que nous citons, il est en retard, voilà tout.

Pour rendre l'histoire du malade plus complète, nous ajouterons qu'au mois d'octobre suivant, le bruit de galop était disparu, seulement encore une sorte de tension valvulaire persistait. Venu en mars dernier pour un rhumatisme musculaire du thorax, il fut ausculté à nouveau. Le cœur droit était silencieux et les bruits du cœur gauche, assez justes, battaient en tierce, n'ayant pas l'ampleur propre à un homme de cette force.

Nous terminerons en ajoutant ici une formule musicale de la sonorité d'un cœur malade depuis dix ans, sans qu'il soit jamais apparu un des signes classiques qui, dans la grande majorité des cas, viennent toujours trop tard. La malade, une femme de 39 ans, ne se plaignait jamais que de sentir son cœur, comme elle disait, et d'y éprouver de temps à autre quelques douleurs pongitives.

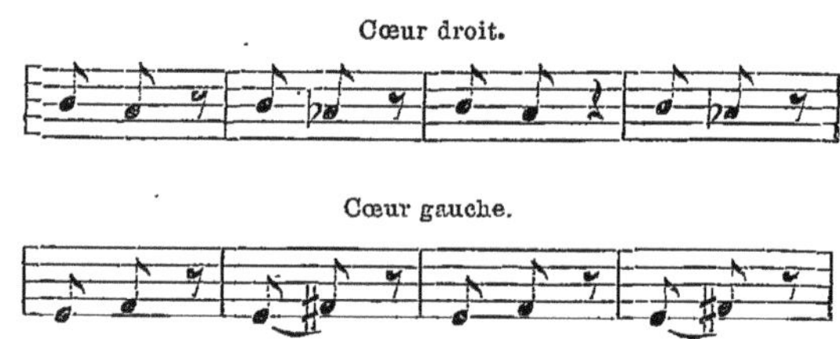

Ces différentes formes des battements du cœur ne sont pas de vaines images qu'il est indifférent de connaître ou de ne pas connaître. Elles indiquent une souffrance déjà ancienne et comme un état de lassitude de la fibre cardiaque qu'il faut remonter. Le pouls aussi se ressent de cette oscillation et souvent l'indique au toucher. Les peines, les chagrins, les soucis prolongés semblent avoir une part dans leurs causes. Ce qui fait que les psychologues, aussi bien que les physiologistes et les anatomistes, ne peuvent rester en dehors d'une question aussi intéressante au point de vue des rapports du physique et du moral [1].

Après avoir mis tant d'âpre soin à éclairer dans ses plus petits

1. Ce serait l'œuvre d'un musicien philosophe de faire ressortir le côté esthétique, passionnel et de symbolisme de cette musique intérieure dont nous croyons ne donner qu'un faible aperçu.

détails le diagnostic des maladies du cœur, nous manquerions à notre devoir si nous ne disions rien de la manière de les traiter.

Jusqu'à ces derniers temps, la thérapeutique des maladies de cœur n'a été guidée que par un empirisme assez étroit, parce que l'on s'est trop éloigné de cette méthode analytique, si féconde, si oubliée peut-être, et que M. le Dr Constantin Paul vient de remettre en honneur dans son livre[1] : décomposition de la maladie dans ses éléments et traitement de ceux de ces éléments qu'on peut faire disparaître, comme dans une équation algébrique on dégage successivement les inconnues, voilà, avec ce qui y est afférent, le secret d'une bonne thérapeutique.

De son côté, le professeur Germain Sée, dans une leçon que nous aurions voulu plus longue[2], prend position sur un principe spécialement transcendant : le médicament vrai est essentiellement vital. Cet aphorisme sera le point de départ d'une réforme nécessaire. De même que c'est par un point que la vie débute pour former un être, de même c'est par un point dans la vie nutritive d'un organe que la maladie fait saillie pour l'altérer et le détruire. C'est donc dans cette vie nutritive que le médicament doit opérer, c'est sur la fibre intime qu'il doit porter ses modifications hostiles au travail morbide en éclosion ou développement. Et alors survient un rationalisme qui met à son service tout ce que la science médicale possède de connaissance, sans exclusivisme surtout et sans engouement. Il n'y a pas de remède univoque; chaque remède a son jour et son heure qu'il faut savoir saisir, ce qui n'est pas toujours facile. Mais, comme le dit le Dr C. Paul : cet art, ce tact, cet à-propos, *natura facit facilem, ars habilem, usus potentem.*

Nous employons journellement le tannin, sans oublier les modifications nécessaires. Il nous donne d'excellents résultats, et que nous pourrions appuyer des témoignages les plus intelligents. Aussi sans m'étendre sur ses différentes vertus, je les résumerai en disant avec le Dr Guès : « Qui sait si le tannin ne sera pas dans l'avenir un de nos plus précieux agents thérapeutiques? » (*Nouv. Dict.*, tome XXXV, p. 129.)

1. *Diagnostic et traitement des maladies du cœur*, Constantin Paul.

2. *Semaine médicale.*

Maintenant nous arrivons à la fin de nos recherches. Notre méthode, on a pu le voir par nos quelques écrits, s'accommode à toutes les faces de la maladie, depuis l'atteinte la plus légère jusqu'à la plus désastreuse. Si elle n'eût été fondée sur la vérité, il n'en serait pas ainsi ; elle aurait montré un jour ou l'autre ses défaillances. Cependant ce n'est encore qu'une esquisse, des linéaments insuffisamment creusés, auxquels la médecine française, dans sa mission de vulgarisation et de propagande, apportera la vie et la lumière qui leur manquent.

Nancy, 25 juin 1886.

Nancy, impr. Berger-Levrault et Cie.

www.ingramcontent.com/pod-product-compliance
Ingram Content Group UK Ltd.
Pitfield, Milton Keynes, MK11 3LW, UK
UKHW021038200726
13857UKWH00005B/1804

9 782013 579322